Celebrating

THE CHRISTENING OF:

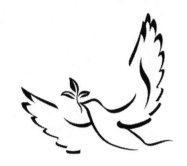

For I am fearfully and wonderfully made.

PSALM 139:14

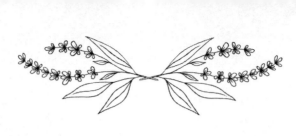

Guest Name

Prayers & Wishes

Guest Name

Prayers & Wishes

Guest Name   Prayers & Wishes

Guest Name

Prayers & Wishes

Guest Name   *Prayers & Wishes*

Guest Name

Prayers & Wishes

Guest Name

Prayers & Wishes

Guest Name

Prayers & Wishes

Guest Name   *Prayers & Wishes*

Guest Name

Prayers & Wishes

Guest Name

Prayers & Wishes

Guest Name

Prayers & Wishes

Guest Name

Prayers & Wishes

Guest Name

Prayers & Wishes

Guest Name　　　　　*Prayers & Wishes*

Guest Name

Prayers & Wishes

Guest Name

Prayers & Wishes

Guest Name

Prayers & Wishes

Guest Name

Prayers & Wishes

Guest Name   *Prayers & Wishes*

Guest Name

Prayers & Wishes

Guest Name

Prayers & Wishes

Guest Name

Prayers & Wishes

Guest Name

Prayers & Wishes

Guest Name

Prayers & Wishes

Guest Name

Prayers & Wishes

Guest Name

Prayers & Wishes

Guest Name

Prayers & Wishes

Guest Name

Prayers & Wishes

Guest Name

Prayers & Wishes

Guest Name

Prayers & Wishes

Guest Name

Prayers & Wishes

Guest Name

Prayers & Wishes

Guest Name

Prayers & Wishes

Guest Name

Prayers & Wishes

Guest Name

Prayers & Wishes

Guest Name

Prayers & Wishes

Guest Name

Prayers & Wishes

Guest Name

Prayers & Wishes

Guest Name

Prayers & Wishes

Guest Name

Prayers & Wishes

Guest Name   *Prayers & Wishes*

Guest Name

Prayers & Wishes

Guest Name

Prayers & Wishes

Guest Name

Prayers & Wishes

Guest Name

Prayers & Wishes

Guest Name

Prayers & Wishes

Guest Name

Prayers & Wishes

Guest Name

Prayers & Wishes

Guest Name

Prayers & Wishes

Guest Name

Prayers & Wishes

Guest Name

Prayers & Wishes

Guest Name

Prayers & Wishes

Guest Name

Prayers & Wishes

Guest Name

Prayers & Wishes

Guest Name

Prayers & Wishes

Guest Name

Prayers & Wishes

Guest Name

Prayers & Wishes

Guest Name　　　　　　　*Prayers & Wishes*

Guest Name

Prayers & Wishes

Guest Name

Prayers & Wishes

Guest Name

Prayers & Wishes

Guest Name

Prayers & Wishes

Guest Name

Prayers & Wishes

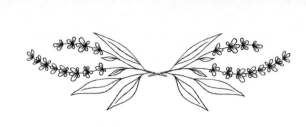

Guest Name

Prayers & Wishes

Guest Name

Prayers & Wishes

Guest Name

Prayers & Wishes

Guest Name

Prayers & Wishes

Guest Name

Prayers & Wishes

Guest Name

Prayers & Wishes

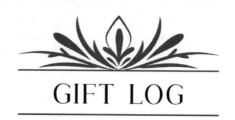

GIFT LOG

GIFT	GIVEN BY

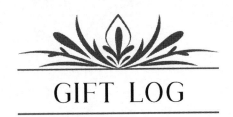

GIFT LOG

GIFT	GIVEN BY

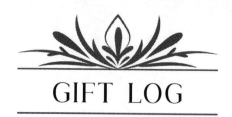

GIFT LOG

GIFT	GIVEN BY

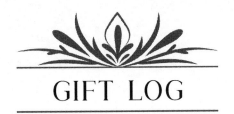

GIFT LOG

GIFT	GIVEN BY

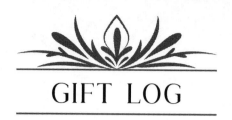

GIFT LOG

GIFT	GIVEN BY

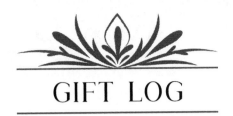

GIFT LOG

Gift	Given By

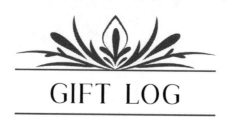

GIFT LOG

GIFT	GIVEN BY

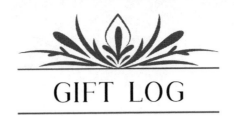

GIFT LOG

GIFT	GIVEN BY

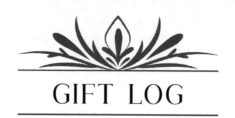

GIFT LOG

GIFT	GIVEN BY

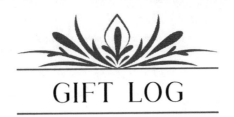

GIFT LOG

GIFT   GIVEN BY

_____   _____

_____   _____

_____   _____

_____   _____

_____   _____

_____   _____

_____   _____

_____   _____

_____   _____

_____   _____

Keepsakes

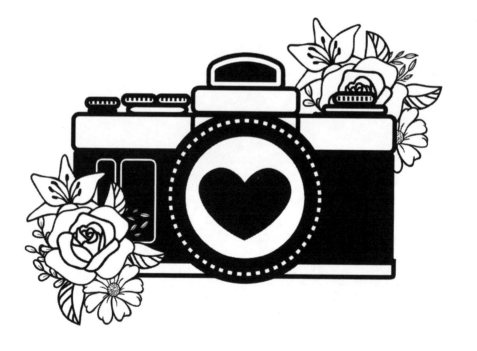

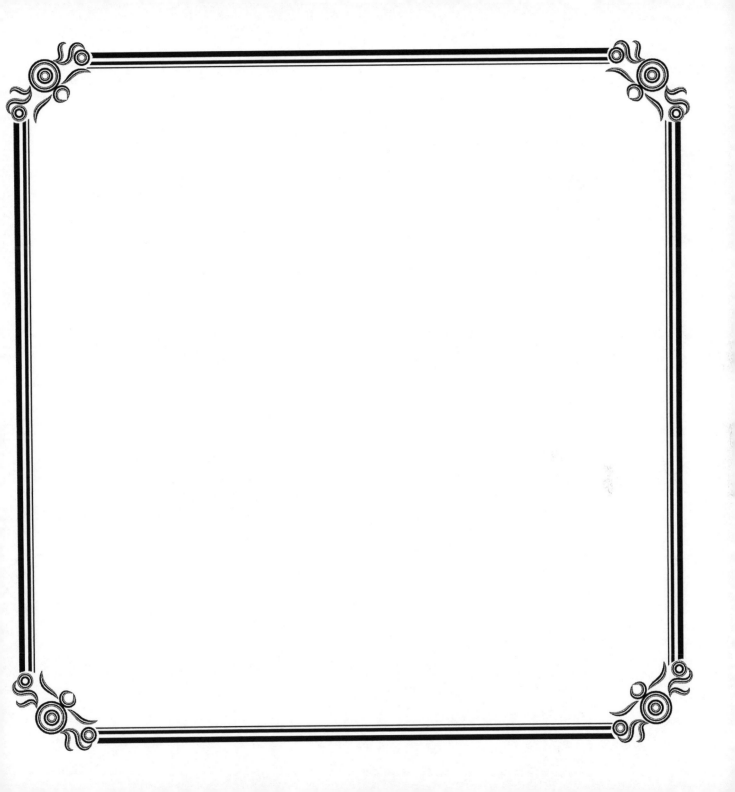

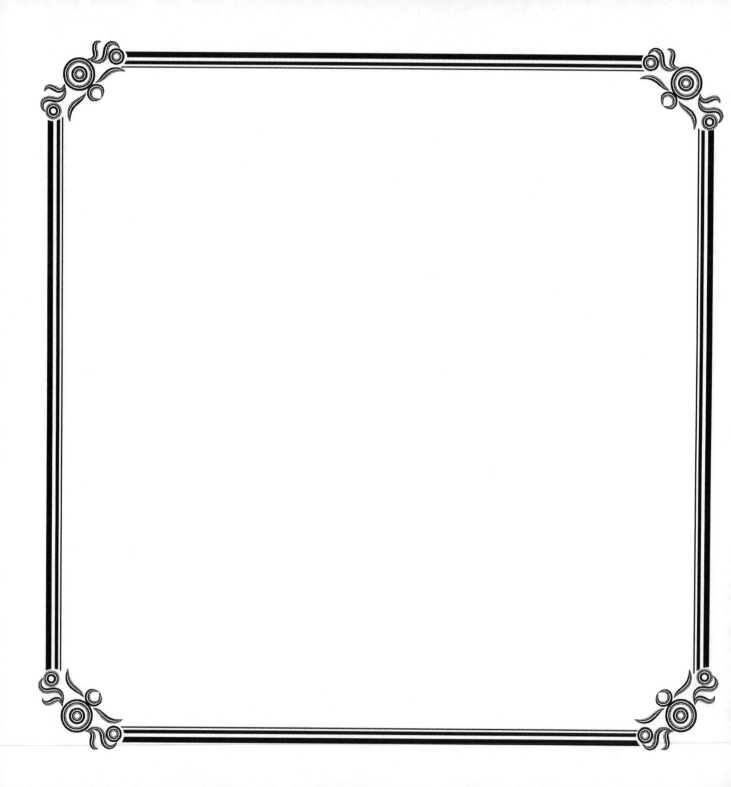

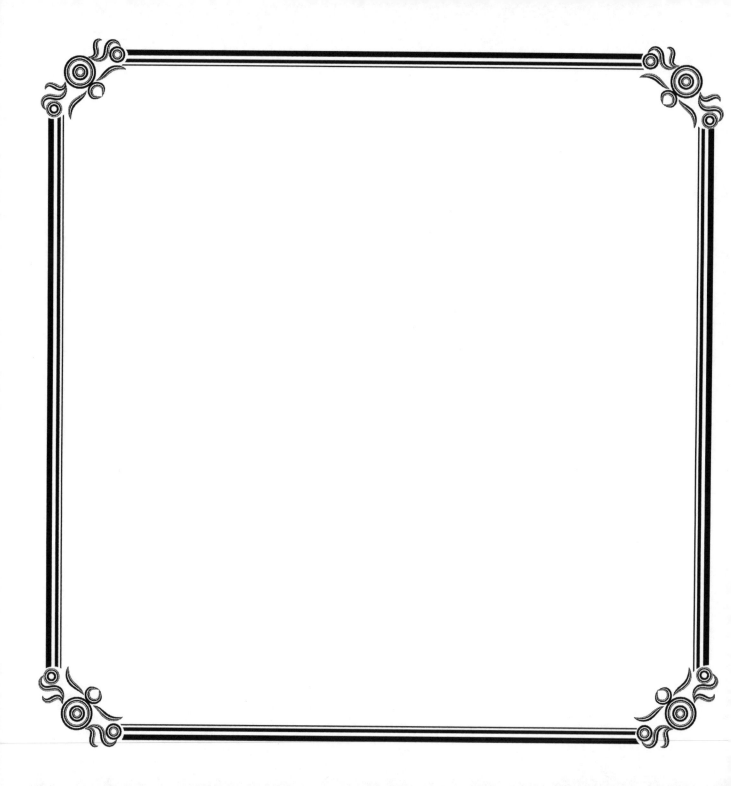

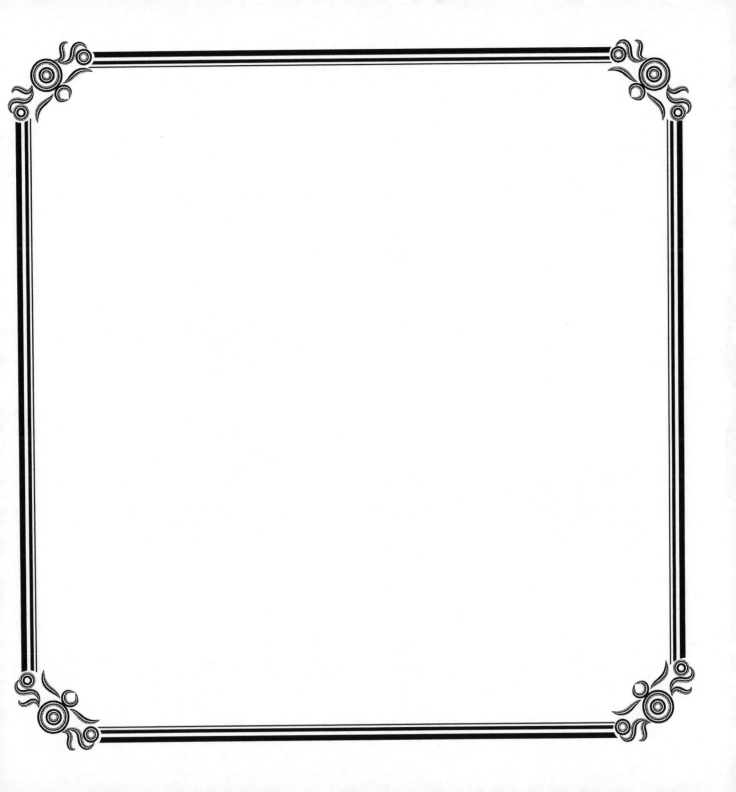

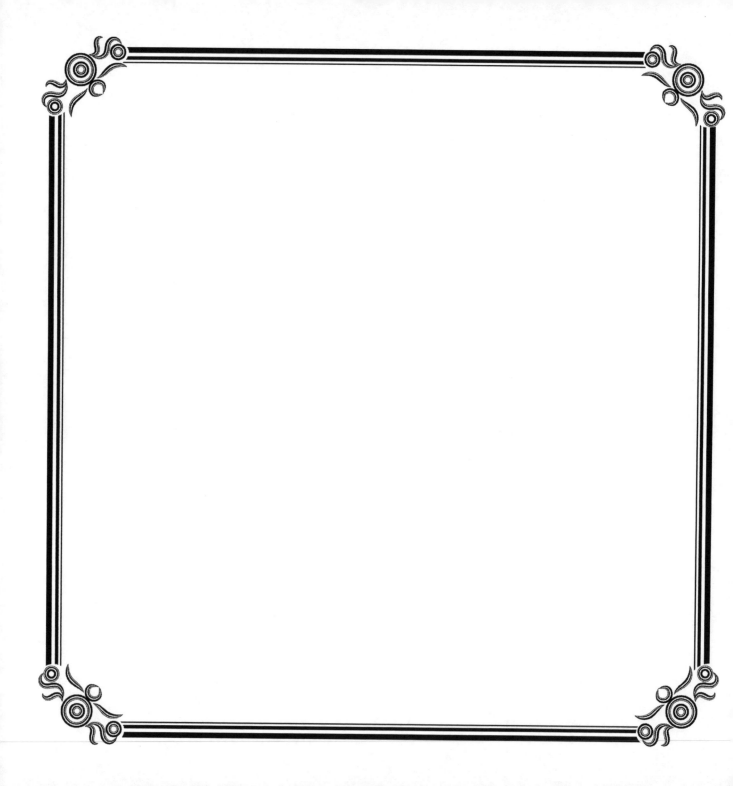

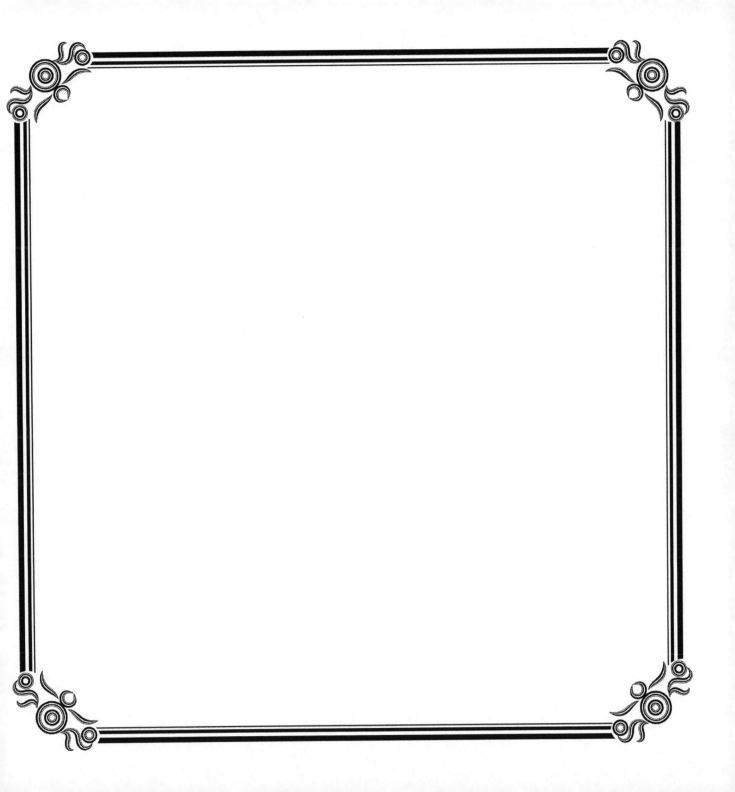

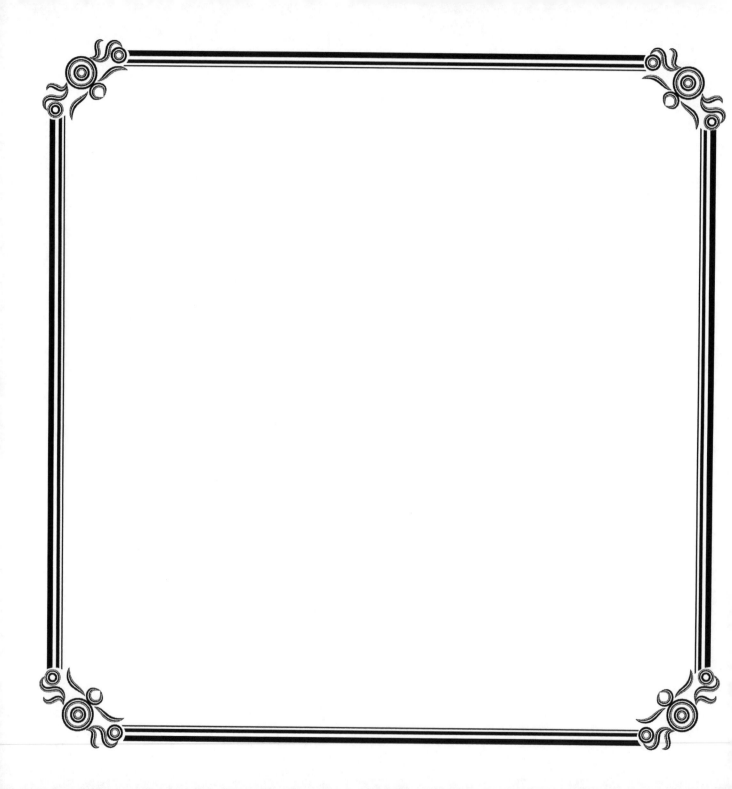

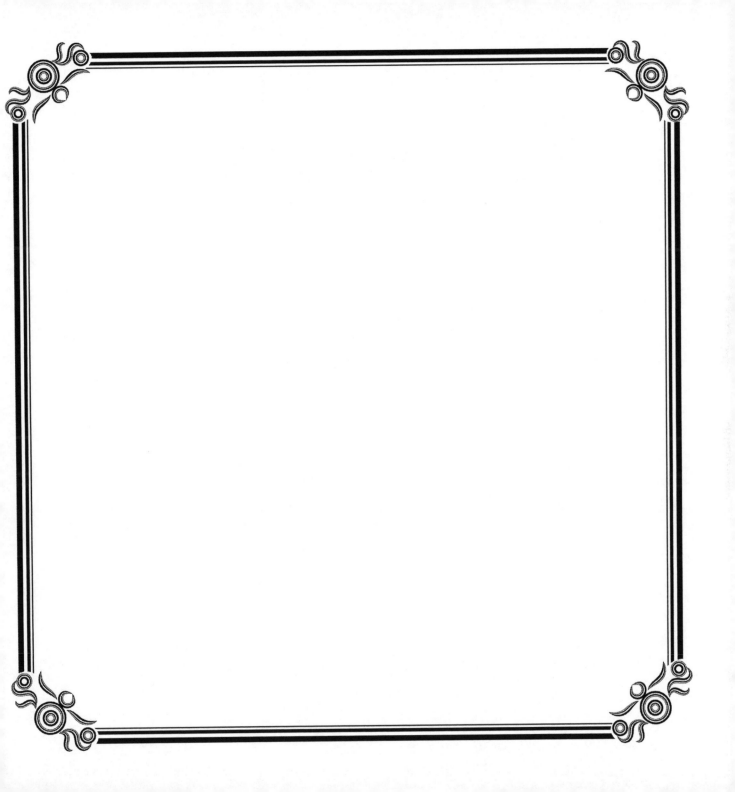

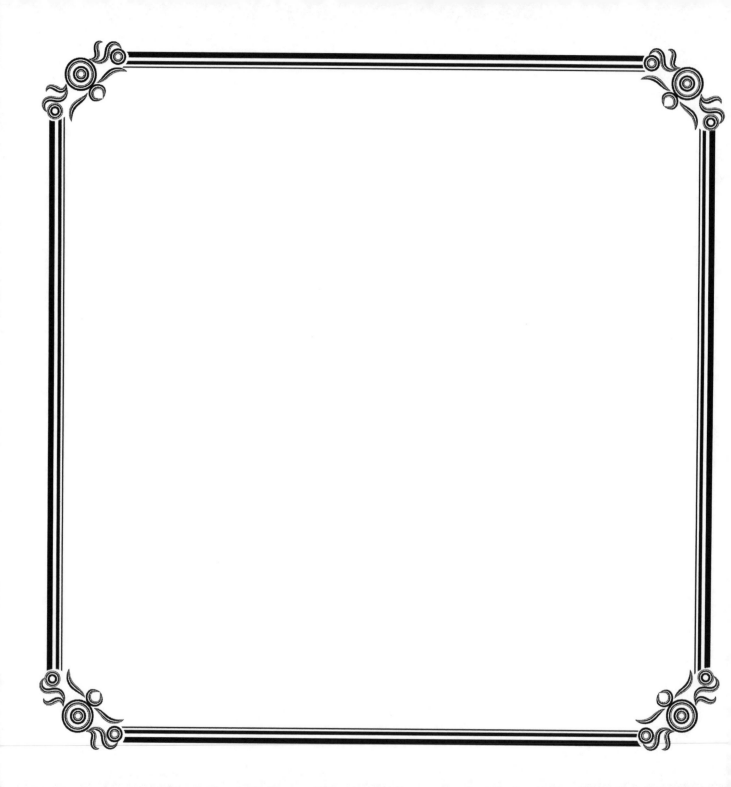

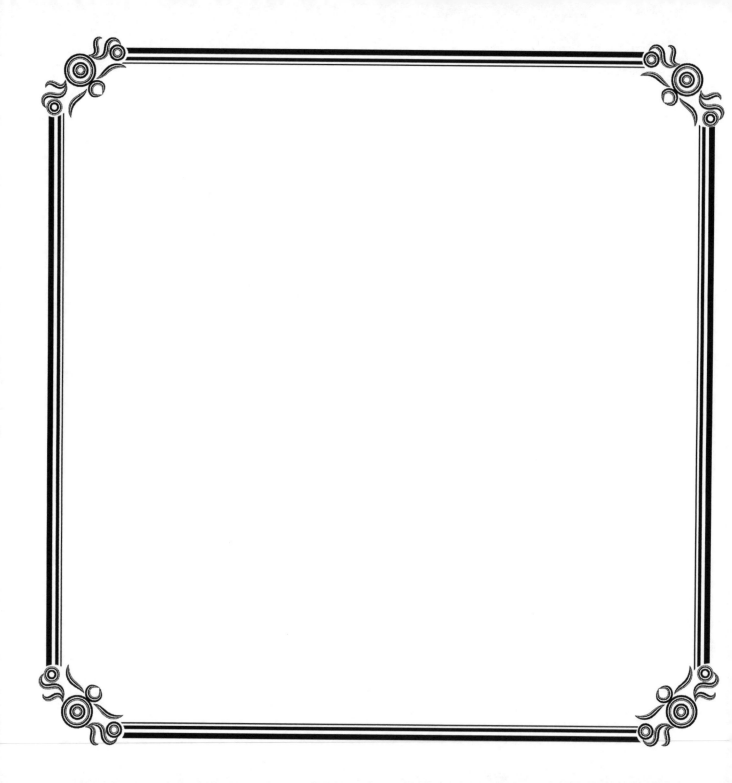

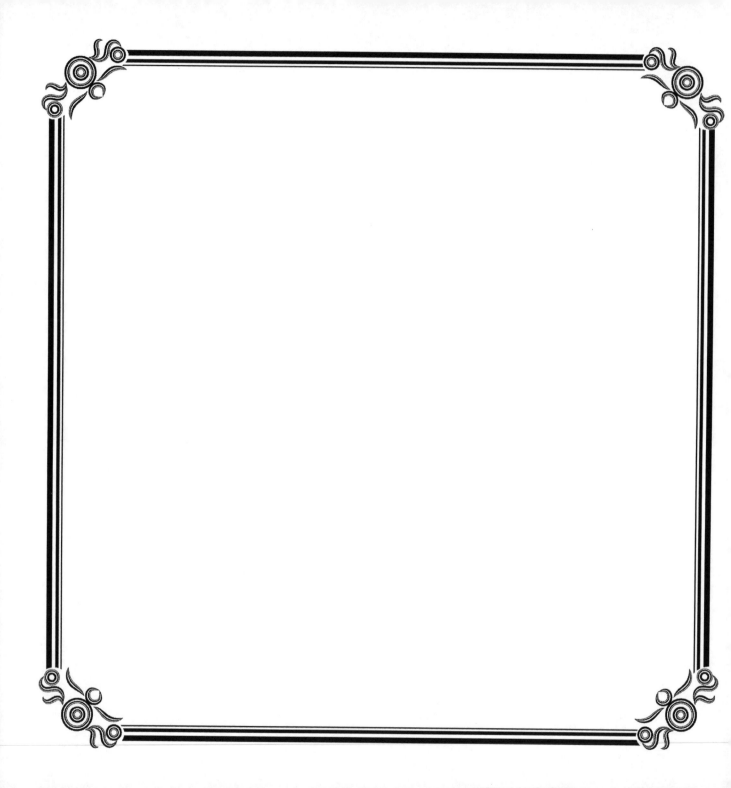

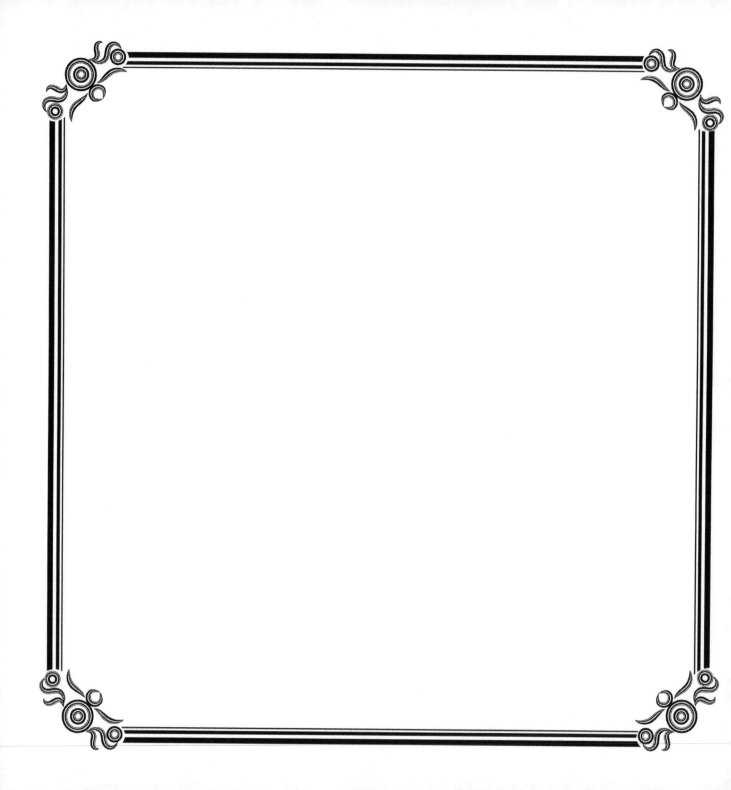

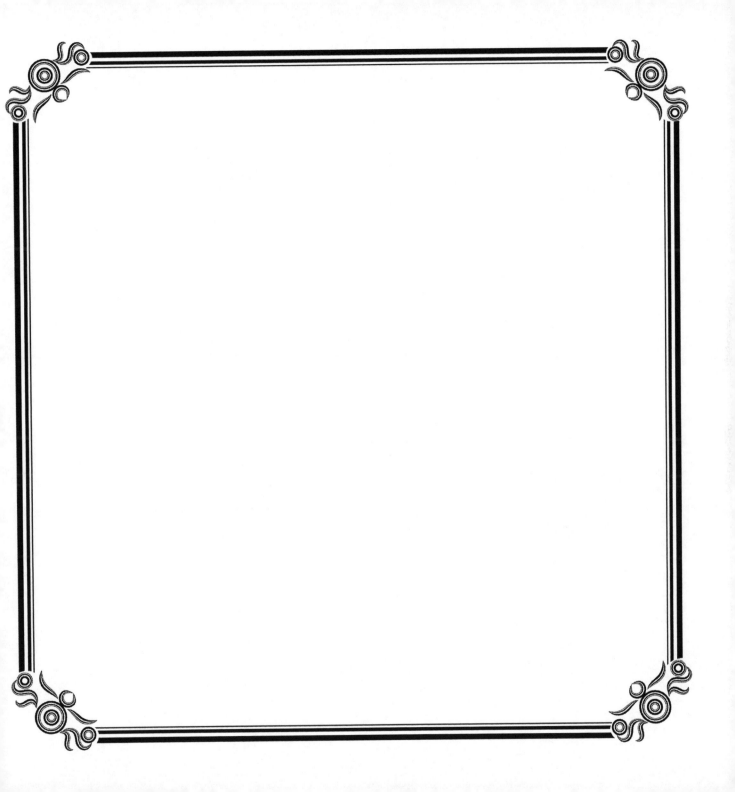

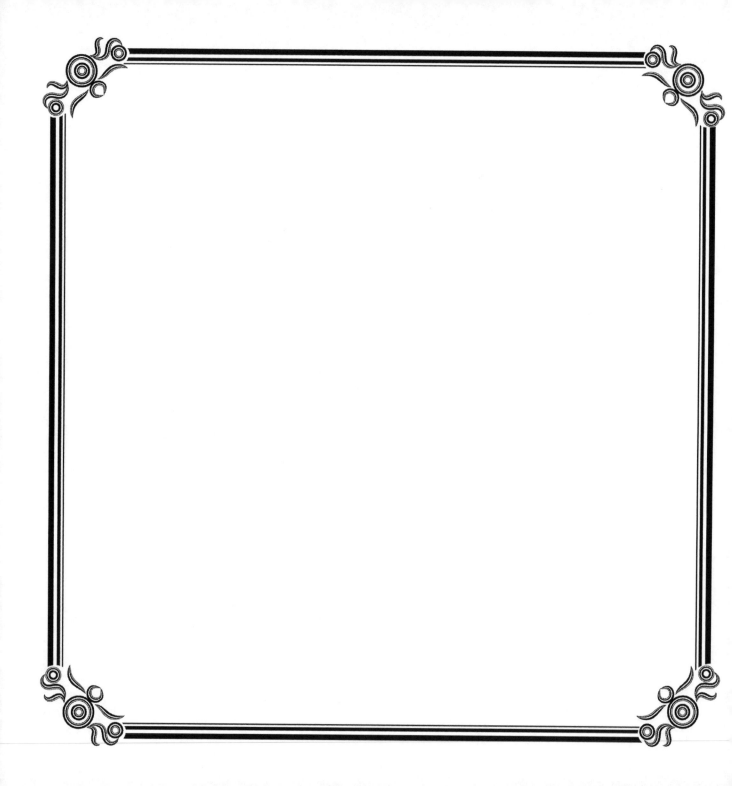

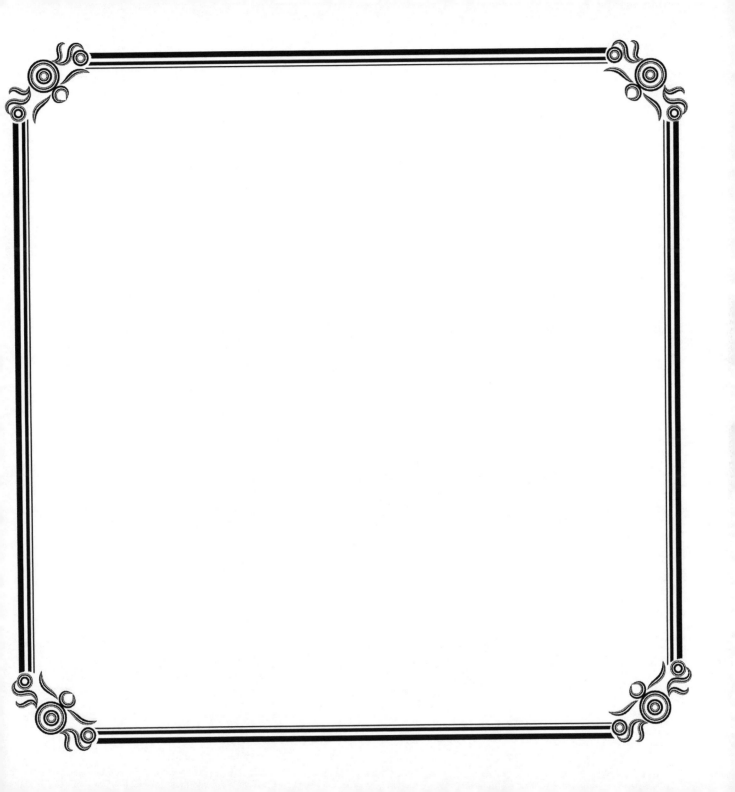

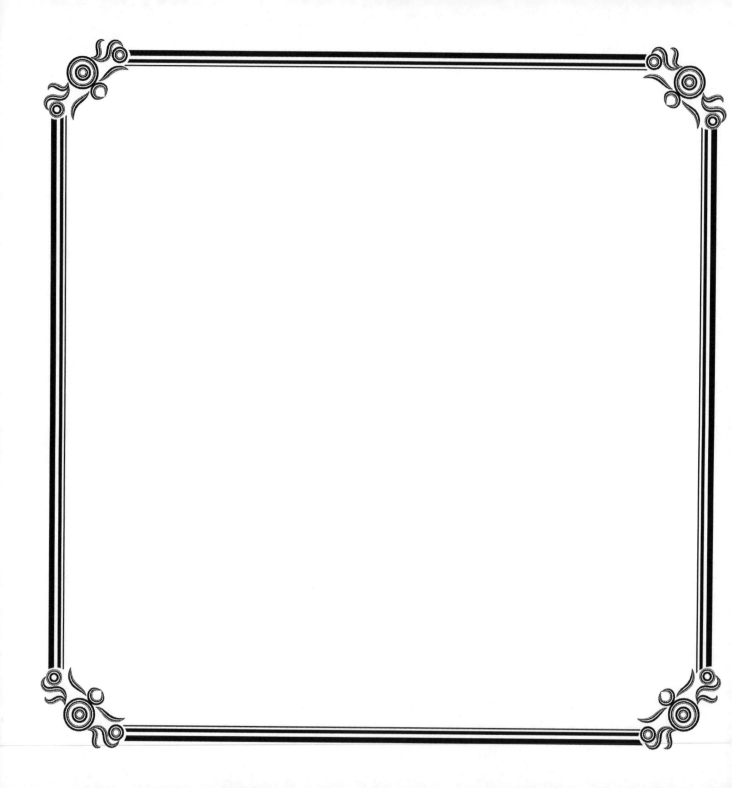

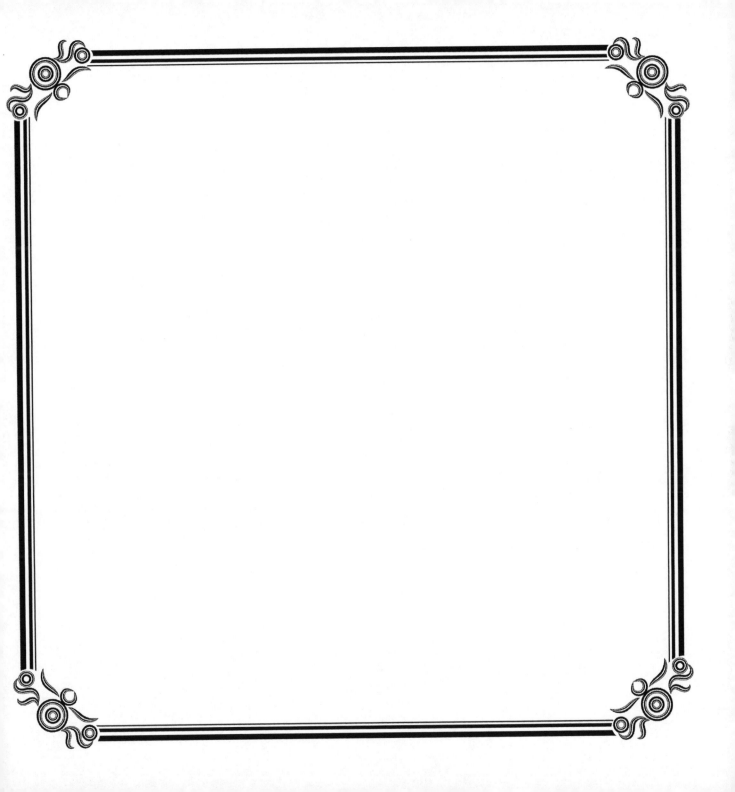

Made in the USA
Columbia, SC
03 July 2022

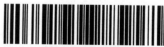

62747929R00064